Umschreibungen Berühmter Personen

Wie lautet des Rätsels Lösung? Seniorenbe-
schäftigung und Gedächtnistraining Rätsel

60 Ratespiele für Senioren – Band 6

Kristina Büttertz

Senioren Beschäftigungen

senioren-beschaeftigungen.de

Als Zusatz zum Buch haben wir weitere kostenlose Aktivierungen zum Downloaden bereitgestellt.

Unter folgendem Link erhältst du die erstklassigen, kostenlosen Übungsvorlagen zum Downloaden: **https://bit.ly/buchbonus**

Folge uns auf Social Media! 

Inhaltsverzeichnis

Einleitung 9

Rätsel 1: 11

Rätsel 2: 12

Rätsel 3: 13

Rätsel 4: 14

Rätsel 5: 15

Rätsel 6: 16

Rätsel 7: 17

Rätsel 8: 18

Rätsel 9: 19

Rätsel 10: 20

Rätsel 11: 21

Rätsel 12: 22

Rätsel 13: 23

Rätsel 14: 24

Rätsel 15: 25

Rätsel 16: 26

Rätsel 17: 27

Rätsel 18: 28

Rätsel 19: 29

Rätsel 20: 30

Rätsel 21: 31

Rätsel 22: 32

Rätsel 23: 33

Rätsel 24: 34

Rätsel 25: 35

Rätsel 26: 36

Rätsel 27: 37

Rätsel 28: 38

Rätsel 29: 39

Rätsel 30: 40

Rätsel 31: 41

Rätsel 32: 42

Rätsel 33: 43

Rätsel 34: 44

Rätsel 35: 45

Rätsel 36: 46

Rätsel 37: 47

Rätsel 38: 48

Rätsel 39: 49

Rätsel 40: 50

Rätsel 41: 51

Rätsel 42: 52

Rätsel 43: 53

Rätsel 44: 54

Rätsel 45: 55

Rätsel 46: 56

Rätsel 47: 57

Rätsel 48: 58

Rätsel 49: 59

Rätsel 50: 60

Rätsel 51: 61

Rätsel 52: 62

Rätsel 53: 63

Rätsel 54: 64

Rätsel 55: 65

Rätsel 56: 66

Rätsel 57: 67

Rätsel 58: 68

Rätsel 59: 69

Rätsel 60: 70

Lösungen:...................................... 71

ENDE 74

Weitere Senioren Beschäftigungen.................. 75

Einleitung

Ich begrüße euch ganz herzlich zu diesem Rätselwerk, in dem es durch und durch um berühmte Personen gehen wird. Nun ist der Begriff be-rühmt natürlich relativ und jeder hat eine andere Auffassung davon, wer berühmt ist und wer nicht. Für manche sportbegeisterten Menschen sind Sportler berühmt, andere können vielleicht hingegen mit ihnen gar nichts anfangen. In diesem Werk wurde versucht, 60 reale Persönlichkeiten, die gelebt haben oder immer noch leben, zu finden und auf die das Adjektiv „berühmt" möglichst gut zutreffen. Das sind teilweise deutsche, teilweise aber auch Stars aus der ganzen Welt, welche die Menschheit in den ver-gangenen Jahren, Jahrzehnten und Jahrhunderten begeistert haben.

Dieses Rätselwerk enthält 60 Rätsel, die allesamt gleich aufgebaut sind. Es werden jeweils acht Tipps gegeben, die alle auf ein- und dieselbe Per-son hindeuten. Am Ende der Indizien ist die gesuchte Person am Ende des Buches in den Lösungen angegeben. Dieses Werk wurde für Senioren ge-schrieben, die ihr Gehirn fit halten oder eventuell einem anfänglichen Demenz-Stadium entgegenwirken wollen.

Die verschiedenen Hinweise können vom Spielleiter einfach vorgelesen werden. Nach jedem Tipp kann sich der Spieler oder die Spielerin überle-gen, ob er bzw. sie auf die Lösung kommt und kann ggf. einen Tipp abge-ben. Am Ende kann der Spielleiter ggf. noch weitere Tipps geben oder das Rätsel auflösen, falls es nicht er-raten wurde. Natürlich ist dieses Werk auch für Gruppenspaß geschaffen. Senioren können dabei in zwei oder in mehrere Gruppen aufgeteilt werden und raten dann gemeinsam im Team gegen andere Teams. Mehr Spieler sorgen natürlich auch für mehr Wis-sen und können somit die Ideen und gleichzeitig den Spaßfaktor noch mehr erhöhen. Ich wünsche euch viel Spaß bei den folgenden 60 Rätseln über berühmte Persönlichkeiten aus sämtlichen Bereichen wie Musik, Sport, Politik, Fernsehen, Weltgeschichte etc.

Rätsel 1:

Wer ist diese berühmte Person?

Meine berühmte Person trägt eine hohe Verantwortung für ein Land.

Meine berühmte Person hat einst Politik studiert.

Meine berühmte Person kommt aus der ehemaligen DDR.

Meine berühmte Person hat seit 2005 das höchste Amt in Deutschland inne.

Meine berühmte Person hat eine ganz bestimmte „Raute" als Geste populär gemacht.

Meine berühmte Person ist Mitglied der CDU.

Meine berühmte Person vertrat eine Willkommenskultur in Deutschland.

Meine berühmte Person besiegte in politischen Wahlen unter anderem Gerhard Schröder.

Rätsel 2:

Wer ist diese berühmte Person?

Meine berühmte Person ist ein Mann.

Meine berühmte Person hat blondes Haar.

Meine berühmte Person ist über 70 Jahre alt.

Meine berühmte Person gilt als mächtigster Mann der Welt.

Meine berühmte Person hat eine Ehefrau, die auf den Namen Melania hört.

Meine berühmte Person ist der Nachfolger von Barack Obama.

Meine berühmte Person ist US-Amerikaner.

Meine berühmte Person gewann die US-Wahl gegen Hilary Clinton und ist höchst umstritten.

Rätsel 3:

Wer ist diese berühmte Person?

Meine berühmte Person gilt als einer der beliebtesten Deutschen.

Meine berühmte Person ist Moderator.

Meine berühmte Person moderierte lange Zeit über die RTL-Sendung „Stern TV".

Meine berühmte Person begann seine Karriere im Radio.

Meine berühmte Person arbeitete im Radio mit Thomas Gottschalk zusammen.

Meine berühmte Person sucht seit 1999 im Fernsehen Millionäre.

Meine berühmte Person stellt auf RTL seit eh und je 15 Fragen bis zur Million.

Meine berühmte Person wurde 1956 geboren und trägt eine Brille.

Rätsel 4:

Wer ist diese berühmte Person?

Meine berühmte Person ist Deutscher.

Meine berühmte Person war in ihrer Karriere größtenteils als Musik-Produzent tätig.

Meine berühmte Person ist heute meistens nur im deutschen Fernsehen zu sehen.

Meine berühmte Person sucht im Fernsehen seit Jahren nach neuen musikalischen Stars.

Meine berühmte Person bildete mit Thomas Anders einst ein legendäres Duo.

Meine berühmte Person war ein Teil des erfolgreichen Musik-Duos „Modern Talking".

Meine berühmte Person wirkte an Liedern wie „Cheri Cheri Lady" mit.

Meine berühmte Person war unter anderem auch mit „Blue System" musikalisch erfolgreich.

Rätsel 5:

Wer ist diese berühmte Person?

Meine berühmte Person war Deutscher.

Meine berühmte Person wurde in Ulm geboren.

Meine berühmte Person starb 1955 in Princeton, New Jersey, USA.

Meine berühmte Person wurde zu einem der wichtigsten Physiker aller Zeiten.

Meine berühmte Person wurde symbolisch durch eine ausgestreckte Zunge populär.

Meine berühmte Person stellte die Gleichung e = mc² auf.

Meine berühmte Person beschäftigte sich mit Raum und Zeit.

Meine berühmte Person wurde 1879 geboren und stellte die Relativitätstheorie auf.

Rätsel 6:

Wer ist diese berühmte Person?

Meine berühmte Person war einst Präsident der Vereinigten Staaten.

Meine berühmte Person warb mit dem Slogan „Yes, we can!" für seine Kandidatur.

Meine berühmte Person arbeitete in den USA einst als Anwalt.

Meine berühmte Person war im Amt der Vorgänger von Donald Trump.

Meine berühmte Person folgte in seinem Amt auf George W. Bush.

Meine berühmte Person setzte sich für eine einheitliche Krankenversicherung in den USA ein.

Meine berühmte Person hat eine Frau, die Michelle heißt.

Meine berühmte Person war der erste dunkelhäutige Präsident in der Geschichte der USA.

Rätsel 7:

Wer ist diese berühmte Person?

Meine berühmte Person zeichnet sich durch blondes Haar aus.

Meine berühmte Person hat auffallendes, lockiges Haar.

Meine berühmte Person ist Deutscher.

Meine berühmte Person lebt die meiste Zeit über in den Vereinigten Staaten.

Meine berühmte Person wurde Kindern durch die Gummibärchen-Werbung ein Begriff.

Meine berühmte Person leitete jahrelang durch die Abend-Show „Wetten, dass?"

Meine berühmte Person begann seine Karriere im Radio.

Meine berühmte Person begann seine Karriere zusammen mit Günther Jauch.

Rätsel 8:

Wer ist diese berühmte Person?

Meine berühmte Person ist eine der bekanntesten Sängerinnen weltweit.

Meine berühmte Person musiziert schon seit Beginn der 1980er-Jahren.

Meine berühmte Person ist blond.

Meine berühmte Person ist US-Amerikanerin.

Meine berühmte Person ist eine Pop-Ikone.

Meine berühmte Person zählt zu den erfolgreichsten Sängerinnen aller Zeiten.

Meine berühmte Person sang Lieder wie „Like a virgin", „La Isla Bonita" oder „Like a Prayer".

Meine berühmte Person gilt als die Königin des Pops und war mit Sean Penn und Guy Ritchie verheiratet.

Rätsel 9:

Wer ist diese berühmte Person?

Meine berühmte Person war ein erfolgreicher Sportler.

Meine berühmte Person ist Deutscher.

Meine berühmte Person gewann bereits mit 17 Jahren einen sehr wichtigen Pokal.

Meine berühmte Person löste in den 1980er-Jahren in Deutschland einen „Tennis-Boom" aus.

Meine berühmte Person hechtete sich oft, weshalb der Hecht nach ihm benannt wurde.

Meine berühmte Person hat auffallend blondes Haar.

Meine berühmte Person kommt aus Leimen in Baden-Württemberg.

Meine berühmte Person geriet aufgrund finanzieller und privater Eskapaden in die Schlagzeilen.

Rätsel 10:

Wer ist diese berühmte Person?

Meine berühmte Person ist Deutscher.

Meine berühmte Person ist lustig.

Meine berühmte Person moderierte Sendungen im Fernsehen.

Meine berühmte Person verkleidet sich gern.

Meine berühmte Person verkleidet sich gern als Horst Schlemmer, ein Journalist mit komischem Akzent.

Meine berühmte Person machte die Leute schon als Königin Beatrix verrückt.

Meine berühmte Person heißt eigentlich Hans-Peter mit Vornamen.

Meine berühmte Person wird nicht Hans-Peter, sondern nur mit einem entsprechenden Spitznamen gerufen.

Rätsel 11:

Wer ist diese berühmte Person?

Meine berühmte Person fuhr gern schnell.

Meine berühmte Person wurde in ihrer Sportart mehrmals Weltmeister.

Meine berühmte Person ist Deutscher.

Meine berühmte Person hat einen Sohn, der dieser Person nacheifert.

Meine berühmte Person war meist mit roter Mütze zu sehen.

Meine berühmte Person fuhr die meiste Zeit seiner Karriere in einem Ferrari.

Meine berühmte Person hat einen Bruder, der Ralf heißt.

Meine berühmte Person lebt seit einem tragischen Skiunfall mit gesundheitlichen Einschränkungen.

Rätsel 12:

Wer ist diese berühmte Person?

Meine berühmte Person kommt aus Thal in der Steiermark.

Meine berühmte Person wurde als Bodybuilder der breiten Masse bekannt.

Meine berühmte Person wurde auf der Kinoleinwand als „Terminator" weltbekannt.

Meine berühmte Person trägt den Spitznamen „Arnie".

Meine berühmte Person hat eine Farbe in seinem Nachnamen.

Meine berühmte Person engagierte sich politisch.

Meine berühmte Person spricht Deutsch.

Meine berühmte Person war mehrere Jahre Gouverneur von Kalifornien.

Rätsel 13:

Wer ist diese berühmte Person?

Meine berühmte Person war ein berühmter Musiker.

Meine berühmte Person ging aus einer familiären Gruppe von Musikern hervor.

Meine berühmte Person trug meistens einen Hut.

Meine berühmte Person ließ sich unzählige Male operieren.

Meine berühmte Person hatte eine sehr markante Nase.

Meine berühmte Person starb nicht eines natürlichen Todes.

Meine berühmte Person machte den sogenannten „Moon Walk" populär.

Meine berühmte Person wurde durch Lieder wie „Beat it" oder „Thriller" weltberühmt.

Rätsel 14:

Wer ist diese berühmte Person?

Meine berühmte Person lebt nicht mehr.

Meine berühmte Person war einst Bundeskanzler.

Meine berühmte Person war der erste deutsche Bundeskanzler.

Meine berühmte Person gehörte der CDU an.

Meine berühmte Person war einst Oberbürgermeister Kölns.

Meine berühmte Person übte das Amt des Bundeskanzlers ab dem Jahr 1949 aus.

Meine berühmte Person war bis zum Jahr 1963 Bundeskanzler.

Meine berühmte Person setzte sich für die Europäische Einigung ein.

Rätsel 15:

Wer ist diese berühmte Person?

Meine berühmte Person ist ein Schauspieler.

Meine berühmte Person ist US-Amerikaner.

Meine berühmte Person hat einen italienischen Vornamen.

Meine berühmte Person war lange dafür bekannt, keinen Oscar gewonnen zu haben.

Meine berühmte Person ist einer der reichsten Stars von Hollywood.

Meine berühmte Person wurde durch seine Hauptrolle im Film „Titanic" weltbekannt.

Meine berühmte Person trägt denselben Vornamen wie der Maler Da Vinci.

Meine berühmte Person hat den Nachnamen eines Automobils ohne Dach.

Rätsel 16:

Wer ist diese berühmte Person?

Meine berühmte Person ist Deutsche.

Meine berühmte Person ist mit einem ehemaligen US-amerikanischen Tennis-Star verheiratet.

Meine berühmte Person hat sich aus der Öffentlichkeit weitestgehend zurückgezogen.

Meine berühmte Person zählt zu den besten deutschen Tennisspielerinnen aller Zeiten.

Meine berühmte Person wurde 1969 geboren und kommt gebürtig aus Mannheim.

Meine berühmte Person holte bei den Olympischen Spielen einst die Goldmedaille.

Meine berühmte Person ist die wohl bekannteste deutsche Tennisspielerin.

Meine berühmte Person war vom Ende der 1980er- bis zum Ende der 1990er-Jahre im Tennis aktiv.

Rätsel 17:

Wer ist diese berühmte Person?

Meine berühmte Person ist eine Sängerin.

Meine berühmte Person ist Deutsche.

Meine berühmte Person fing in den 1980er-Jahren damit an, Musik zu machen.

Meine berühmte Person ist für ihre Musik auch im Ausland sehr bekannt.

Meine berühmte Person singt Lieder auf Deutsch, aber auch auf Englisch.

Meine berühmte Person hat schwarzes Haar und meistens einen Pony.

Meine berühmte Person ist nur unter ihrem Künstlernamen bekannt.

Meine berühmte Person sang über 99 Luftballons und über deren Weg zum Horizont.

Rätsel 18:

Wer ist diese berühmte Person?

Meine berühmte Person war Fußballer.

Meine berühmte Person sitzt heute als TV-Experte für Fußballspiele in Studios.

Meine berühmte Person machte sich durch sein bescheidenes Englisch erst lächerlich.

Meine berühmte Person wurde einst zum Weltfußballer gewählt.

Meine berühmte Person wurde als Spieler mit der deutschen Nationalmannschaft 1990 Weltmeister.

Meine berühmte Person arbeitete als Trainer unter anderem in Ungarn.

Meine berühmte Person spielte als Spieler für Borussia Mönchengladbach und für den FC Bayern München.

Meine berühmte Person entschied sich einst für einen Vereinswechsel nach Italien.

Rätsel 19:

Wer ist diese berühmte Person?

Meine berühmte Person war ein ausgezeichneter Fußballer.

Meine berühmte Person ist einer der populärsten Deutschen im Ausland.

Meine berühmte Person wurde als Spieler und als Trainer Weltmeister.

Meine berühmte Person war aktiver Profi Verteidiger.

Meine berühmte Person nahm als Fußballer das Lied „gute Freunde kann niemand trennen" auf.

Meine berühmte Person war einst Präsident des FC Bayern München.

Meine berühmte Person setzte sich stark dafür ein, dass die Weltmeisterschaft 2006 in Deutschland stattfinden konnte.

Meine berühmte Person wird auch als der „Kaiser" bezeichnet.

Rätsel 20:

Wer ist diese berühmte Person?

Meine berühmte Person ist von Natur aus blond.

Meine berühmte Person ist Deutsche.

Meine berühmte Person ist Deutsche, wohnt überwiegend aber in den Vereinigten Staaten.

Meine berühmte Person wurde von Thomas Gottschalk populär gemacht.

Meine berühmte Person war unter anderem mit dem Pop-Sänger Seal zusammen.

Meine berühmte Person ist ein Supermodel.

Meine berühmte Person hört auf einen altdeutschen Vornamen.

Meine berühmte Person sucht Models im deutschen Fernsehen.

Rätsel 21:

Wer ist diese berühmte Person?

Meine berühmte Person wird im Nachhinein als Volksheld verehrt.

Meine berühmte Person war US-Amerikaner.

Meine berühmte Person starb nicht auf natürlichem Wege.

Meine berühmte Person wurde 1968 von James Earl Rey erschossen.

Meine berühmte Person setzte sich für die Rechte der Dunkelhäutigen ein.

Meine berühmte Person ist durch eine legendäre Rede noch bis heute berühmt.

Meine berühmte Person war der bekannteste Vertreter der US-amerikanischen Bürgerrechtsbewegung.

Meine berühmte Person ging durch die Worte „I have a dream" in die Geschichte ein.

Rätsel 22:

Wer ist diese berühmte Person?

Meine berühmte Person starb im Juni des Jahres 2017.

Meine berühmte Person war Deutscher.

Meine berühmte Person war Politiker.

Meine berühmte Person war einst deutscher Bundeskanzler.

Meine berühmte Person besaß als Bundeskanzler die längste Amtszeit.

Meine berühmte Person gilt als „Kanzler der Einheit".

Meine berühmte Person war CDU-Politiker.

Meine berühmte Person schrieb durch die CDU-Spendenaffäre negative Schlagzeilen.

Rätsel 23:

Wer ist diese berühmte Person?

Meine berühmte Person ist US-Amerikaner.

Meine berühmte Person gilt als einer der reichsten Menschen der Welt.

Meine berühmte Person veränderte durch Erfindungen und Technologien unsere Welt.

Meine berühmte Person steht eng mit dem Siegeszug der Computer in Verbindung.

Meine berühmte Person ist Programmierer, Mäzen und Unternehmer.

Meine berühmte Person arbeitete für eine sehr berühmte Firma in den USA.

Meine berühmte Person bestritt 2008 für dieses Unternehmen offiziell ihren letzten Arbeitstag.

Meine berühmte Person gründete im Jahr 1975 das Unternehmen Microsoft.

Rätsel 24:

Wer ist diese berühmte Person?

Meine berühmte Person war ein berühmter Sänger.

Meine berühmte Person trug schwarzes Haar und einen charakteristischen Schnauzbart.

Meine berühmte Person wurde auf der Insel Sansibar geboren.

Meine berühmte Person wurde als Farrokh Bulsara geboren.

Meine berühmte Person feierte mit der Band „Queen" triumphale Erfolge.

Meine berühmte Person sang mit dieser Band Songs wie „We are the champions" oder „We will rock you".

Meine berühmte Person starb im Jahr 1991.

Meine berühmte Person starb an den Folgen seiner AIDS-Erkrankung.

Rätsel 25:

Wer ist diese berühmte Person?

Meine berühmte Person ist 2,13 m groß.

Meine berühmte Person hat blondes Haar.

Meine berühmte Person ist Deutscher und wurde in Würzburg geboren.

Meine berühmte Person lebt die meiste Zeit über in den Vereinigten Staaten.

Meine berühmte Person war Basketballspieler.

Meine berühmte Person gilt als erfolgreichster und populärster deutscher Basketballspieler.

Meine berühmte Person spielte Basketball in den USA für die „Dallas Mavericks".

Meine berühmte Person beendete 2019 seine aktive Karriere in den USA.

Rätsel 26:

Wer ist diese berühmte Person?

Meine berühmte Person wurde 1856 geboren und starb 1939.

Meine berühmte Person beschäftigte sich im Laufe seines Lebens mit psychologischen Aspekten.

Meine berühmte Person wird meistens mit einer Zigarre und einem Sofa assoziiert bzw. karikiert.

Meine berühmte Person machte den Begriff des „Ödipus-Komplexes" populär.

Meine berühmte Person beschäftigte sich mit dem Unterbewusstsein des Menschen.

Meine berühmte Person setzte Maßstäbe für die heutige Form der Psychotherapie.

Meine berühmte Person lebte lange Zeit in Österreich.

Meine berühmte Person war der Begründer der sogenannten Psychoanalyse.

Rätsel 27:

Wer ist diese berühmte Person?

Meine berühmte Person ist einer der berühmtesten und erfolgreichsten deutschen Sänger.

Meine berühmte Person hat einen sehr markanten und einzigartigen Stil, zu singen.

Meine berühmte Person wurde in Niedersachsen geboren, zog aber früh nach Bochum um.

Meine berühmte Person widmete seiner Wahlheimat Bochum ein eigenes Lied.

Meine berühmte Person verarbeitete den Tod seiner Ehefrau in einem eigenen Lied.

Meine berühmte Person singt unter anderem über den Menschen, der Mensch sei, weil er „vergesse und verdränge".

Meine berühmte Person hat in Deutschland das meistverkaufte Album veröffentlicht.

Meine berühmte Person wurde 1956 geboren.

Rätsel 28:

Wer ist diese berühmte Person?

Meine berühmte Person ist Komiker.

Meine berühmte Person zählt zu den berühmtesten Deutschen überhaupt.

Meine berühmte Person wird oftmals nur mit seinem Vornamen genannt.

Meine berühmte Person fungierte auch als Schauspieler und Musiker.

Meine berühmte Person ist bekennender Ostfriese.

Meine berühmte Person machte den „Ottifanten" populär.

Meine berühmte Person wirkte im Film „Sieben Zwerge – Männer allein im Wald" mit.

Meine berühmte Person gilt als Blödelbarde, welcher in Emden geboren wurde.

Rätsel 29:

Wer ist diese berühmte Person?

Meine berühmte Person war Regierender Bürgermeister von Berlin.

Meine berühmte Person war der vierte deutsche Bundeskanzler.

Meine berühmte Person war SPD-Politiker.

Meine berühmte Person starb im Jahr 1992.

Meine berühmte Person trat von seinem Amt als Bundeskanzler letztlich zurück.

Meine berühmte Person stellte im Bundestag einst die Vertrauensfrage.

Meine berühmte Person setzte sich für eine politische Annäherung an den Osten ein.

Meine berühmte Person wurde durch den „Kniefall von Warschau" berühmt.

Rätsel 30:

Wer ist diese berühmte Person?

Meine berühmte Person war Schauspielerin, Sängerin und Model.

Meine berühmte Person wurde in Kalifornien, in den USA geboren.

Meine berühmte Person gilt als die wohl bekannteste Blondine aller Zeiten.

Meine berühmte Person starb vermutlich an einer Überdosis.

Meine berühmte Person war als Interpretin des Songs „I wanna be loved by you" bekannt.

Meine berühmte Person galt als weibliche Stil-Ikone.

Meine berühmte Person wurde 1926 geboren.

Meine berühmte Person kam als Norma Mortenson auf die Welt, doch sie wurde mit Vor- und Nachnamen bekannt, die jeweils mit einem „M" beginnen.

Rätsel 31:

Wer ist diese berühmte Person?

Meine berühmte Person starb im August 2012.

Meine berühmte Person wurde im US-Bundesstaat Ohio geboren.

Meine berühmte Person arbeitete für die NASA.

Meine berühmte Person war Kommandant der Apollo 11.

Meine berühmte Person schrieb im Jahr 1969 Geschichte.

Meine berühmte Person war Astronaut.

Meine berühmte Person war der erste Mann, der den Mond betrat.

Meine berühmte Person wurde mit dem Spruch „ein kleiner Schritt für einen Menschen, ein großer Schritt für die Menschheit" berühmt.

Rätsel 32:

Wer ist diese berühmte Person?

Meine berühmte Person wurde um 1456 in der Republik Genua geboren.

Meine berühmte Person war ein italienischer Seefahrer.

Meine berühmte Person gilt als bedeutsamer europäischer Entdecker.

Meine berühmte Person legte durch seine Entdeckungen den Grundstein für die Kolonialisierung.

Meine berühmte Person sorgte im Jahr 1492 für eine erstaunliche Entdeckung.

Meine berühmte Person stieß im Zuge seiner Reisen auf die Bahamas.

Meine berühmte Person entdeckte Amerika.

Meine berühmte Person unternahm vier große Reisen.

Rätsel 33:

Wer ist diese berühmte Person?

Meine berühmte Person wurde nach dem frühen Tod ihres Vaters Königin.

Meine berühmte Person ist das Staatsoberhaupt ihres Landes und auch weiterer Nationen.

Meine berühmte Person heiratete Prinz Philip, den sie früh in ihrem Leben kennenlernte.

Meine berühmte Person wird ihr Amt nach ihrem Tod an ihren Sohn Charles abgeben.

Meine berühmte Person trägt eine Krone.

Meine berühmte Person wird in der Nationalhymne Großbritanniens besungen.

Meine berühmte Person ist seit 1952 und damit seit über 60 Jahren Königin.

Meine berühmte Person ist das derzeit am längsten regierende Staatsoberhaupt der Welt.

Rätsel 34:

Wer ist diese berühmte Person?

Meine berühmte Person trägt den Spitznamen „Madiba".

Meine berühmte Person starb 2013 in Johannesburg.

Meine berühmte Person leistete Widerstand gegen die Apartheid.

Meine berühmte Person war von 1994 bis 1999 der erste dunkelhäutige Präsident Südafrikas.

Meine berühmte Person verbrachte 27 Jahre in Gefangenschaft.

Meine berühmte Person kämpfte gegen Unterdrückung und soziale Ungerechtigkeit.

Meine berühmte Person erhielt 1993 den Friedensnobelpreis.

Meine berühmte Person wurde für viele Menschen weltweit zu einem politischen Vorbild.

Rätsel 35:

Wer ist diese berühmte Person?

Meine berühmte Person stammt aus den Vereinigten Staaten.

Meine berühmte Person ist ein bekannter Schauspieler.

Meine berühmte Person wurde zwei Mal in Folge mit dem Oscar als bester Hauptdarsteller ausgezeichnet.

Meine berühmte Person heißt eigentlich Thomas, doch er ist mit seinem Spitznamen bekannt geworden.

Meine berühmte Person wurde als Schauspieler des Filmes „Philadelphia" berühmt.

Meine berühmte Person spielte die Hauptrolle im weltbekannten Film „Forrest Gump".

Meine berühmte Person hat vier Kinder.

Meine berühmte Person spielte auch in den bekannten Filmen „Apollo 13" oder „The Green Mile" mit.

Rätsel 36:

Wer ist diese berühmte Person?

Meine berühmte Person ist Sänger.

Meine berühmte Person ist homosexuell.

Meine berühmte Person ist Brite.

Meine berühmte Person ist einer der erfolgreichsten Musiker der Geschichte.

Meine berühmte Person sang auf der Beerdigung von Lady Diana.

Meine berühmte Person sang das bekannte Lied „Candle in the Wind".

Meine berühmte Person sang Lieder wie „Can you feel the love tonight" oder "Rocketman".

Meine berühmte Person sang das Lied „Circle of Life", was im Film "Der König der Löwen" eine Rolle spielt.

Rätsel 37:

Wer ist diese berühmte Person?

Meine berühmte Person war ein Mitglied der royalen englischen Königsfamilie.

Meine berühmte Person war mit dem aktuellen Thronfolger, Prinz Charles verheiratet.

Meine berühmte Person gebar zwei Söhne, Prinz Harry und Prinz William.

Meine berühmte Person starb im Jahr 1997.

Meine berühmte Person starb an den Folgen eines Autounfalls in einem Pariser Tunnel.

Meine berühmte Person setzte die Welt nach deren Tod unter Schock.

Meine berühmte Person war aufgrund ihrer sozialen Ader und herzlichen Art sehr beliebt.

Meine berühmte Person war unter dem Spitznamen „Di" bekannt.

Rätsel 38:

Wer ist diese berühmte Person?

Meine berühmte Person war Sänger.

Meine berühmte Person erhielt aufgrund seines Tanzstils den Beinamen „The Pelvis", die Hüfte.

Meine berühmte Person war US-Amerikaner.

Meine berühmte Person starb im Jahr 1977.

Meine berühmte Person gilt als der „King of Rock and Roll".

Meine berühmte Person sang das bekannte Lied „Heartbreak Hotel".

Meine berühmte Person sang das bekannte Lied „Love me tender".

Meine berühmte Person agierte auch als Schauspieler und war eine Stil- und Sex-Ikone des 20. Jahrhunderts.

Rätsel 39:

Wer ist diese berühmte Person?

Meine berühmte Person war der erste Kaiser Roms.

Meine berühmte Person sorgte dafür, dass der Begriff „Kaiser" überhaupt existierte.

Meine berühmte Person trug zum Ende der Römischen Republik bei.

Meine berühmte Person wurde in den „Iden des März", am 15. März umgebracht.

Meine berühmte Person stammte aus dem Familiengeschlecht der „Julier".

Meine berühmte Person wurde von Brutus mit Messerstichen ermordet.

Meine berühmte Person gilt als Urheber des Zitats „alea iacta est", der Würfel ist gefallen.

Meine berühmte Person gilt als Urheber des Zitats „veni, vidi, vici", ich kam, sah und siegte.

Rätsel 40:

Wer ist diese berühmte Person?

Meine berühmte Person war der 35. US-Präsident.

Meine berühmte Person erlebte als Präsident die erste bemannte Raumfahrt, den Bau der Berliner Mauer oder auch die Eskalation des Vietnamkrieges.

Meine berühmte Person galt als charismatisch und daher auch als beliebt.

Meine berühmte Person wurde von den Medien auch „JFK" abgekürzt.

Meine berühmte Person war der erste römisch-katholische US-Präsident.

Meine berühmte Person wurde in Deutschland durch seine Worte „ich bin ein Berliner" bekannt.

Meine berühmte Person war mit „Jackie" verheiratet.

Meine berühmte Person fiel im Jahr 1963 einem mysteriösen Attentat zum Opfer und starb.

Rätsel 41:

Wer ist diese berühmte Person?

Meine berühmte Person starb im Jahr 2016.

Meine berühmte Person litt an der Parkinson-Krankheit.

Meine berühmte Person wurde als Cassius Clay geboren.

Meine berühmte Person konvertierte zum Islam und nahm einen neuen Namen an.

Meine berühmte Person war einer der besten US-amerikanischen Boxer aller Zeiten.

Meine berühmte Person kämpfte im Zuge des „Rumble in the Jungle" gegen George Foreman.

Meine berühmte Person kämpfte in einem legendären Kampf unter anderem gegen Joe Frazier.

Rätsel 42:

Wer ist diese berühmte Person?

Meine berühmte Person ist nicht unter seinem richtigen Namen bekannt.

Meine berühmte Person ist unter einem Namen bekannt, den schon 13 Menschen vor ihm getragen haben.

Meine berühmte Person trägt den höchsten Titel des tibetischen Buddhismus.

Meine berühmte Person wird als „Seine Heiligkeit" angesprochen.

Meine berühmte Person ist ein tibetischer Mönch.

Meine berühmte Person hat sein Amt auf Lebenszeit.

Meine berühmte Person ist das geistliche Oberhaupt der Tibeter.

Meine berühmte Person wurde 1989 mit dem Friedensnobelpreis ausgezeichnet.

Rätsel 43:

Wer ist diese berühmte Person?

Meine berühmte Person wurde zwischen 7 und 4 vor Christus geboren.

Meine berühmte Person stammt aus Nazareth.

Meine berühmte Person starb in Jerusalem.

Meine berühmte Person war ein jüdischer Wanderprediger.

Meine berühmte Person wurde auf Befehl von Pontius Pilatus gekreuzigt.

Meine berühmte Person wurde nach seinem Tod als Christus, Messias und Sohn Gottes bezeichnet.

Meine berühmte Person war an der Entstehung einer Weltreligion beteiligt.

Rätsel 44:

Wer ist diese berühmte Person?

Meine berühmten Personen waren Geschwister.

Meine berühmten Personen waren Mitglieder der „Weißen Rose".

Meine berühmten Personen waren Teil einer Münchner Gruppe, die NS-Widerstand leisteten.

Meine berühmten Personen wurden durch Mahnmale und Denkmäler in Deutschland gewürdigt.

Meine berühmten Personen verbreiteten Flugblätter, um sich gegen das NS-Regime zur Wehr zu setzen.

Meine berühmten Personen waren Bruder und Schwester, zumal beide auch noch mehrere Geschwister hatten.

Meine berühmten Personen wurden 1943 zum Tode verurteilt.

Meine berühmten Personen wurden in einer Münchner Universität von einem Hausmeister erwischt.

Rätsel 45:

Wer ist diese berühmte Person?

Meine berühmte Person wurde 1918 geboren.

Meine berühmte Person starb 2005.

Meine berühmte Person wurde in Hamburg geboren.

Meine berühmte Person war Kettenraucher.

Meine berühmte Person war SPD-Politiker.

Meine berühmte Person war der fünfte Bundeskanzler der Bundesrepublik Deutschland.

Meine berühmte Person wurde durch die Sturmflut 1962 als Krisenmanager bekannt.

Meine berühmte Person war unter anderem Verteidigungs-, aber auch Finanzminister.

Rätsel 46:

Wer ist diese berühmte Person?

Meine berühmte Person war ein britischer Politiker.

Meine berühmte Person war Kettenraucher.

Meine berühmte Person starb 1965 in London.

Meine berühmte Person führte Großbritannien durch den Zweiten Weltkrieg.

Meine berühmte Person erhielt 1953 den Nobelpreis für Literatur.

Meine berühmte Person war ein Vordenker der Europäischen Einigung.

Meine berühmte Person war zwei Mal Premierminister Englands.

Meine berühmte Person ist der wohl bedeutsamste britische Staatsmann des 20. Jahrhunderts.

Rätsel 47:

Wer ist diese berühmte Person?

Meine berühmte Person wurde 1483 in Eisleben geboren.

Meine berühmte Person war ein Mönch und Theologie-Professor.

Meine berühmte Person war der Initiator der Reformation.

Meine berühmte Person schlug 95 Thesen an einer Kirche an.

Meine berühmte Person übersetzte die Bibel auf der Wartburg ins Deutsche.

Meine berühmte Person wollte Fehlentwicklungen in der römisch-katholischen Kirche beseitigen.

Meine berühmte Person fungierte als Prediger in Wittenberg.

Rätsel 48:

Wer ist diese berühmte Person?

Meine berühmte Person ist ein Politiker.

Meine berühmte Person wurde 1952 geboren.

Meine berühmte Person spricht fließend Deutsch.

Meine berühmte Person wurde in Leningrad geboren.

Meine berühmte Person war seit Mai 2000 Präsident von Russland.

Meine berühmte Person geriet durch die Annexion der Krim in die Schlagzeilen.

Meine berühmte Person unterstützte den syrischen Präsidenten Assad im Krieg.

Rätsel 49:

Wer ist diese berühmte Person?

Meine berühmte Person ist ein US-Amerikaner.

Meine berühmte Person ist einer der bestbezahlten Sportler der Welt.

Meine berühmte Person geriet durch Liebes-Affären in die Presse.

Meine berühmte Person wurde 1975 in Kalifornien geboren.

Meine berühmte Person „arbeitet" die meiste Zeit über mit einem Schläger.

Meine berühmte Person gilt als der beste Sportler seiner Sportart.

Meine berühmte Person muss Bälle mit einem Schläger in kleinen Löchern versenken.

Rätsel 50:

Wer ist diese berühmte Person?

Meine berühmte Person wurde 1770 in Bonn geboren.

Meine berühmte Person war ein deutscher Komponist und Pianist.

Meine berühmte Person gilt als einer der wichtigsten Komponisten der Musikgeschichte.

Meine berühmte Person starb in Wien.

Meine berühmte Person war taub.

Meine berühmte Person war für den Höhenflug der „Wiener Klassik" verantwortlich.

Meine berühmte Person war Wegbereiter der „Musik der Romantik".

Meine berühmte Person erschuf Sinfonien wie "Eroica" und "Fidelio."

Rätsel 51:

Wer ist diese berühmte Person?

Meine berühmte Person verstarb 1994 in Chile.

Meine berühmte Person war ein deutscher Politiker.

Meine berühmte Person war der erste Generalsekretär der SED.

Meine berühmte Person vertrat die DDR auf völkerrechtlicher Ebene.

Meine berühmte Person wurde zum Rücktritt seines Amtes gezwungen.

Meine berühmte Person wurde angeklagt, aufgrund seiner Krankheit wurde die Klage aber fallengelassen.

Meine berühmte Person war ein Organisator für den Bau der Berliner Mauer.

Rätsel 52:

Wer ist diese berühmte Person?

Meine berühmte Person heißt mit Vornamen eigentlich Ernesto.

Meine berühmte Person wurde im Jahr 1928 geboren.

Meine berühmte Person war ein zentraler Anführer der Kubanischen Revolution.

Meine berühmte Person gilt neben Fidel Castro als eine Symbolfigur Kubas.

Meine berühmte Person war ein marxistischer Revolutionär.

Meine berühmte Person zählt zu den einflussreichsten Menschen des 20. Jahrhunderts.

Meine berühmte Person löste einen Personenkult aus.

Rätsel 53:

Wer ist diese berühmte Person?

Meine berühmte Person wurde 1809 geboren.

Meine berühmte Person trug wesentlich zur sogenannten Evolutionstheorie bei.

Meine berühmte Person war ein britischer Naturforscher.

Meine berühmte Person reiste mit der HMS Beagle einmal um die Welt.

Meine berühmte Person ist der Namensgeber diverser Tierarten.

Meine berühmte Person veröffentlichte das bedeutsame Werk „Über die Entstehung der Arten".

Meine berühmte Person prägte den Satz des „Survival of the Fittest", nach dem nur die angepassten Lebewesen auf der Erde überleben.

Rätsel 54:

Wer ist diese berühmte Person?

Meine berühmte Person wird nach dem Tod seiner Mutter der König von Großbritannien werden.

Meine berühmte Person ist der Vater seiner Söhne Harry und William.

Meine berühmte Person war mit Lady Diana Spencer verheiratet.

Meine berühmte Person ist aktuell mit Camilla, der Duchess of Cornwall verheiratet.

Meine berühmte Person ist der älteste Sohn seiner Eltern.

Meine berühmte Person ist derzeit der am längsten amtierende Thronfolger.

Meine berühmte Person wird gern aufgrund seiner großen Ohren karikiert.

Rätsel 55:

Wer ist diese berühmte Person?

Meine berühmte Person ist CDU-Politiker.

Meine berühmte Person war seit 2017 Präsident des Deutschen Bundestages.

Meine berühmte Person fungierte schon als Innen- und Finanzminister.

Meine berühmte Person war an der Aushandlung des deutschen Einigungsvertrags beteiligt.

Meine berühmte Person sitzt seit einem Attentat im Jahr 1980 im Rollstuhl.

Meine berühmte Person war schon Vorsitzender der CDU/CSU.

Meine berühmte Person wurde 1942 geboren und stammt aus Freiburg.

Rätsel 56:

Wer ist diese berühmte Person?

Meine berühmte Person war unter anderem Naturforscher, aber auch Philosoph.

Meine berühmte Person wurde 1643 geboren.

Meine berühmte Person stellte das Gravitationsgesetz auf.

Meine berühmte Person leistete somit fundamentale Beiträge für die Physik.

Meine berühmte Person ist einer der bedeutsamsten Wissenschaftler aller Zeiten.

Meine berühmte Person war Brite.

Meine berühmte Person soll der Legende nach auf eine Idee gekommen sein, nachdem ihm ein Apfel auf den Kopf gefallen war.

Rätsel 57:

Wer ist diese berühmte Person?

Meine berühmte Person wurde um das Jahr 1400 in Mainz geboren.

Meine berühmte Person starb um das Jahr 1468.

Meine berühmte Person war ein bedeutsamer und wichtiger Erfinder.

Meine berühmte Person leitete durch seine Erfindung eine dritte Medienrevolution ein.

Meine berühmte Person ermöglichte durch seine Erfindung die Reformation.

Meine berühmte Person erfand unter anderem bewegliche Metall-Letter.

Meine berühmte Person war für die Erfindung der Druckerpresse verantwortlich.

Meine berühmte Person gilt als Pionier und Erfinder des modernen Buchdrucks.

Rätsel 58:

Wer ist diese berühmte Person?

Meine berühmte Person war ein US-Amerikaner.

Meine berühmte Person war der erste Präsident der Vereinigten Staaten von Amerika.

Meine berühmte Person galt als einer der Gründungsväter der USA.

Meine berühmte Person ist der Namensgeber der US-amerikanischen Hauptstadt.

Meine berühmte Person hat in der US-amerikanischen Hauptstadt ein eigenes Monument bekommen.

Meine berühmte Person verlieh in den USA unzähligen Brücken, Plätzen und Straßen seinen Namen.

Meine berühmte Person war von 1789 bis 1797 US-Präsident.

Meine berühmte Person war für die Verfassung der USA eminent wichtig.

Rätsel 59:

Wer ist diese berühmte Person?

Meine berühmte Person ist ein deutscher Fernseh- und Radiomoderator.

Meine berühmte Person erfand eine der erfolgreichsten Fernsehshows, „Wetten, dass?!"

Meine berühmte Person wurde in Linz geboren.

Meine berühmte Person wuchs in Baden-Baden bzw. Raststatt auf.

Meine berühmte Person machte im Jahr 2019 seine Parkinson-Erkrankung öffentlich.

Meine berühmte Person war jahrelang Moderator der Sendung „Verstehen Sie Spaß?"

Meine berühmte Person wurde 1942 geboren.

Meine berühmte Person erhielt im Jahr 2019 den Bambi für sein Lebenswerk.

Rätsel 60:

Wer ist diese berühmte Person?

Meine berühmte Person wurde in Rumänien geboren.

Meine berühmte Person verbrachte die meiste Zeit ihres Lebens in Deutschland.

Meine berühmte Person ist ein sehr erfolgreicher und bekannter Sänger.

Meine berühmte Person begann ihre Karriere als Schlagermusiker.

Meine berühmte Person ist der Miterfinder der TV-Figur „Tabaluga".

Meine berühmte Person sang unter anderem „Und es war Sommer".

Meine berühmte Person interpretierte das Lied „Über sieben Brücken musst du gehen" von der Band „Karat".

Meine berühmte Person ist politisch und gesellschaftlich sehr engagiert.

Lösungen:

1. Meine berühmte Person heißt: Angela Merkel

2. Meine berühmte Person heißt: Donald Trump

3. Meine berühmte Person heißt: Günther Jauch

4. Meine berühmte Person heißt: Dieter Bohlen

5. Meine berühmte Person heißt: Albert Einstein

6. Meine berühmte Person heißt: Barack Obama

7. Meine berühmte Person heißt: Thomas Gott-
    schalk

8. Meine berühmte Person heißt: Madonna

9. Meine berühmte Person heißt: Boris Becker

10. Meine berühmte Person heißt: Hape Kerkeling

11. Meine berühmte Person heißt: Michael Schuma-
    cher

12. Meine berühmte Person heißt: Arnold Schwar-
    zenegger

13. Meine berühmte Person heißt: Michael Jackson

14. Meine berühmte Person heißt: Konrad Adenauer

15. Meine berühmte Person heißt: Leonardo Di-
    Caprio

16. Meine berühmte Person heißt: Steffi Graf

17. Meine berühmte Person heißt: Nena

18. Meine berühmte Person heißt: Lothar Matthäus

19. Meine berühmte Person heißt: Franz Becken-
    bauer

20. Meine berühmte Person heißt: Heidi Klum

21. Meine berühmte Person heißt: Martin Luther
King

22. Meine berühmte Person heißt: Helmut Kohl

23. Meine berühmte Person heißt: Bill Gates

24. Meine berühmte Person heißt: Freddy Mercury

25. Meine berühmte Person heißt: Dirk Nowitzki

26. Meine berühmte Person heißt: Sigmund Freud

27. Meine berühmte Person heißt: Herbert Gröne-
meyer

28. Meine berühmte Person heißt: Otto Waalkes

29. Meine berühmte Person heißt: Willy Brandt

30. Meine berühmte Person heißt: Marilyn Monroe

31. Meine berühmte Person heißt: Neil Armstrong

32. Meine berühmte Person heißt: Christoph Ko-
lumbus

33. Meine berühmte Person heißt: Queen Elizabeth
II.

34. Meine berühmte Person heißt: Nelson Mandela

35. Meine berühmte Person heißt: Tom Hanks

36. Meine berühmte Person heißt: Elton John

37. Meine berühmte Person heißt: Lady Diana (Diana, Princess of Wales / Diana Spencer)

38. Meine berühmte Person heißt: Elvis Presley

39. Meine berühmte Person heißt: Gaius Julius Cä-
sar

40. Meine berühmte Person heißt: John F. Kennedy

41. Meine berühmte Person heißt: Muhammad Ali

42. Meine berühmte Person heißt: Der Dalai Lama

43. Meine berühmte Person heißt: Jesus (von Naza-
    reth)

44. Meine berühmte Person heißt: Die Geschwister
    (Hans und Sophie) Scholl

45. Meine berühmte Person heißt: Helmut Schmidt

46. Meine berühmte Person heißt: Winston
    Churchill

47. Meine berühmte Person heißt: Martin Luther

48. Meine berühmte Person heißt: Vladimir Putin

49. Meine berühmte Person heißt: Tiger Woods

50. Meine berühmte Person heißt: Ludwig van
    Beethoven

51. Meine berühmte Person heißt: Erich Honecker

52. Meine berühmte Person heißt: Che Guevara

53. Meine berühmte Person heißt: Charles Darwin

54. Meine berühmte Person heißt: Prinz Charles

55. Meine berühmte Person heißt: Wolfgang
    Schäuble

56. Meine berühmte Person heißt: Isaac Newton

57. Meine berühmte Person heißt: Johannes Guten-
    berg

58. Meine berühmte Person heißt: George Washing-
    ton

59. Meine berühmte Person heißt: Frank Elstner

60. Meine berühmte Person heißt: Peter Maffay

ENDE

Weitere Senioren Beschäftigungen

Wir bemühen uns sehr und bringen stetig neue Bücher für Senioren raus, damit es nie langweilig wird ☺

Weitere Bücher von uns findest du hier:

Direkt zu unseren Büchern auf Amazon:
http://bit.ly/sb-autorenseite

Unsere Webseite:
https://senioren-beschaeftigungen.de

Weitere Beschäftigungs Bücher findest du auf Amazon.de, indem du in die Suchleiste „Kristina Büttertz" eingibst, auf eines unserer Bücher klickst, und dann unterhalb des Titels auf dir Buchreihe „Senioren Beschäftigung" klickst.

<u>Vielen Dank für die Unterstützung.</u>

Haftungsausschluss

Die Umsetzung aller enthaltenen Informationen, Anleitungen und Strategien dieses Buchs erfolgt auf eigenes Risiko. Für etwaige Schäden jeglicher Art kann der Autor aus keinem Rechtsgrund eine Haftung übernehmen. Für Schäden materieller oder ideeller Art, die durch die Nutzung oder Nichtnutzung der Informationen bzw. durch die Nutzung fehlerhafter und/oder unvollständiger Informationen verursacht wurden, sind Haftungsansprüche gegen den Autor grundsätzlich ausgeschlossen. Ausgeschlossen sind daher auch jegliche Rechts- und Schadensersatzansprüche. Dieses Werk wurde mit größter Sorgfalt nach bestem Wissen und Gewissen erarbeitet und niedergeschrieben. Für die Aktualität, Vollständigkeit und Qualität der Informationen übernimmt der Autor jedoch keinerlei Gewähr. Auch können Druckfehler und Falschinformationen nicht vollständig ausgeschlossen werden. Für fehlerhafte Angaben vom Autor kann keine juristische Verantwortung sowie Haftung in irgendeiner Form übernommen werden.

Urheberrecht

Alle Inhalte dieses Werkes sowie Informationen, Strategien und Tipps sind urheberrechtlich geschützt. Alle Rechte sind vorbehalten. Jeglicher Nachdruck oder jegliche Reproduktion – auch nur auszugsweise – in irgendeiner Form wie Fotokopie oder ähnlichen Verfahren, Einspeicherung, Verarbeitung, Vervielfältigung und Verbreitung mit Hilfe von elektronischen Systemen jeglicher Art (gesamt oder nur auszugsweise) ist ohne ausdrückliche schriftliche Genehmigung des Autors strengstens untersagt. Alle Übersetzungsrechte vorbehalten. Die Inhalte dürfen keinesfalls veröffentlicht werden. Bei Missachtung behält sich der Autor rechtliche Schritte vor.